DE

L'ASPECT EXTÉRIEUR DU CADAVRE

AU POINT DE VUE MÉDICO-LEGAL

DE

L'ASPECT EXTÉRIEUR DU CADAVRE

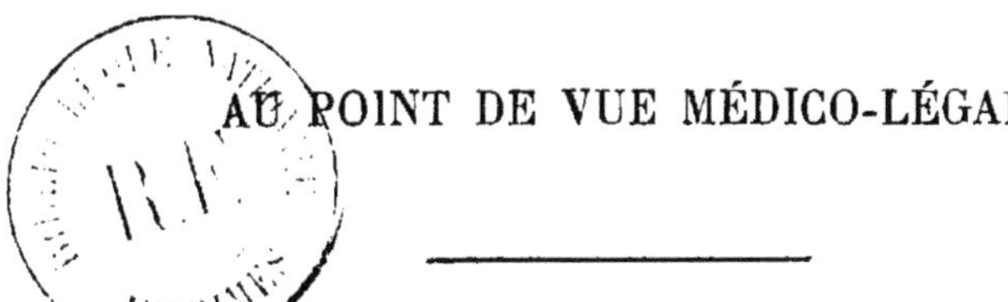

AU POINT DE VUE MÉDICO-LÉGAL

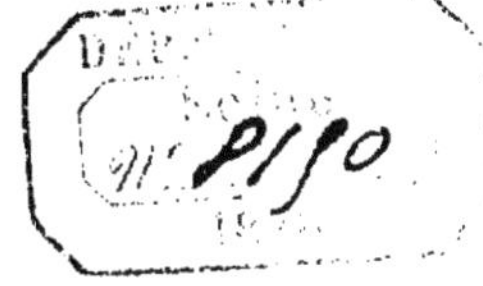

PAR

M. WILHELM

Docteur en médecine de la Faculté de Paris.

PARIS

V. ADRIEN DELAHAYE ET Cie, LIBRAIRES-EDITEURS

Place de l'Ecole-de-Médecine.

1878

DE

L'ASPECT EXTÉRIEUR DU CADAVRE

AU POINT DE VUE MÉDICO-LÉGAL.

INTRODUCTION

La loi prescrit à tout magistrat ou officier de police judiciaire, appelé à faire dans les cas de mort violente les constatations nécessaires, de se faire assister de toute personne présumée par son art ou sa profession capable de pouvoir l'éclairer de ses conseils : médecin ou officier de santé pour rechercher les causes de la mort, architecte pour lever les plans, armurier pour vérifier les armes, etc.....

Les opérations confiées aux médecins ou officiers de santé comprennent deux parties bien distinctes : l'examen extérieur du cadavre, c'est-à-dire la levée du corps, et l'ouverture du cadavre, l'autopsie.

Des circulaires des différents gardes des sceaux prescrivent absolument de n'employer pour la pratique des autopsies que les médecins habituellement désignés à cet effet par le tribunal. Cette opération du reste peut toujours être différée jusqu'à l'arrivée du procureur de la République ou du juge d'instruction ; et les officiers de police judiciaire, tels que juges de paix ou commissaires de police, ne doivent faire pratiquer l'autopsie que dans des cas tout à fait exceptionnels.

Pour l'examen extérieur du cadavre ou levée du corps, le médecin peut être requis d'urgence, et il lui est souvent bien difficile de refuser son ministère. Il en résulte que le plus grand nombre des médecins peuvent être appelés à procéder à des opérations de ce genre.

Or, de cette constatation préliminaire, dépend souvent le succès d'une information ultérieure. Une erreur au début peut être préjudiciable à la manifestation de la vérité. La responsabilité du médecin peut être grande, alors même que son rôle paraît presque effacé. Aussi, est-il indispensable de se conformer dans cette pratique à certains préceptes que fournit l'expérience et que nous allons formuler. Le premier consiste essentiellement à ne pas borner ses constatations aux parties apparentes du corps. Le cadavre doit être dépouillé de ses vêtements qui seront ensuite remis si cela est nécessaire. Dans le cas où il ne serait point loisible de procéder à cette opération, le médecin doit alors dire au début du rapport qu'il n'a point été permis de défaire les vêtements, et que les constatations faites se bornent exclusivement aux parties apparentes du cadavre. En second lieu, il ne doit jamais négliger de retourner le corps de façon à l'examiner dans tous les sens. Un exemple que nous pouvons fournir à cette occasion montre combien cette précaution est indispensable. En 1868, un individu nommé Alexandre, adonné à l'ivrognerie, de caractère violent, fut trouvé dans la chambre qu'il occupait avec sa femme et sa fille percé de deux coups de couteau dans la région du cœur. L'arme, un petit couteau de poche, était à terre, près du corps de l'individu. La femme et la fille de cet homme prétendirent que, refusant de lui ouvrir la porte, il l'avait enfoncée, et qu'ensuite il avait voulu exiger d'elles de l'argent; sur leur refus, il s'était frappé de deux coups de couteau. La moralité de la femme et de la fille était irréprochable. Le mari au contraire avait été vu presque toujours en état d'ivresse. Il était à bout de ressources. Les explications données par sa fille et sa femme parassaient vraisemblables. Le médecin appelé par le commissaire de police, constatant les blessures, ne voyant aucune trace de lutte, trouvant l'arme à côté du cadavre, avait conclu à la possibilité d'un suicide. Plusieurs semaines après le cadavre fut exhumé, et l'autopsie fit reconnaître qu'il existait une troisième blessure dans le dos, à gauche, très-près de l'épine de l'omoplate. La fille Alexandre fut traduite en cour d'assises et avoua, que, pour défendre sa mère menacée, elle s'était armée d'un petit couteau qui était à sa portée et en avait frappé son père par trois fois. Il est certain que si, dans cette circonstance, le médecin appelé à assister le commissaire de police, ne se contentant pas d'examiner la poitrine, avait fait retourner le cadavre, il aurait reconnu qu'il y avait une blessure dans le dos, et n'aurait pas ainsi conclu à la possibilité d'un suicide.

Après avoir examiné avec soin l'état extérieur du cadavre, le médecin doit décrire les blessures qu'il observe; il doit les mesurer attentivement. Cette première constatation est des plus importantes : en effet, après la mort les tissus s'écartent, la forme extérieure des plaies se modifie et une observation qu'il aurait été intéressant de faire le lendemain de la mort, n'est plus possible deux ou trois jours après.

Il convient aussi d'attacher une grande importance aux traces ecchymotiques : en effet, ces traces deviennent souvent plus apparentes dans certaines circonstances où le médecin qui assiste le commissaire de police est le premier à venir les relater. Dans les premières heures qui suivent la mort, il n'y a pas de ces hypostases cadavériques, de ces sugillations qui ressemblent tellement à des ecchymoses qu'il faut souvent, pour les reconnaître, avoir une grande habitude de ces sortes d'opérations,

Pour toutes ces raisons, les premières constatations demandées au médecin ont donc une réelle importance, mais elles ne doivent point se borner à l'examen extérieur et à la description des blessures. Il convient que le médecin cherche autant que possible à déterminer l'époque à laquelle la mort remonte : il faut donc qu'il constate si la rigidité cadavérique existe encore, ou a disparu, si le cadavre conserve un reste de chaleur. Il faut, pour répondre à ces questions souvent difficiles de l'époque présumée de la mort, que le médecin sache exactement quelles sont les conditions qui facilitent ou retardent la rigidité cadavérique suivant le genre de mort, la température, etc.....

Quant aux causes de la mort dans les cas où il existe des plaies apparentes, le médecin peut souvent, sans pratiquer l'autopsie, attribuer très-vraisemblablement la mort à une hémorrhagie artérielle, ou à une contusion cérébrale par exemple. Mais dans le cas où il n'existe pas de plaie, il ne peut se prononcer : la coloration violacée du visage ou sa pâleur ne peuvent rien apprendre; l'existence de quelques traces souvent peu appréciables au devant du cou, ne peut rien révéler si on ne peut examiner en même temps l'état des parties profondes. Or, il faut bien se rappeler que le médecin appelé à faire les premières constatations ne doit se servir d'aucun instrument, et doit rapporter fidèlement ce que ses yeux ont vu.

Les constatations relatives à la levée du corps ne doivent point se borner exclusivement à l'état extérieur du cadavre; il faut décrire quelle position il occupe, si les vêtements ont été déchirés ou souillés. Dans le cas où on procéderait à cet examen dans une chambre, s'il y a plaie on doit rechercher l'arme qui a pu servir à faire les blessures. A cet égard, nous ferons remarquer que, même dans le cas de suicide, les armes peuvent se trouver à une certaine distance du cadavre, et nous citerons des cas intéressants dans lesquels on aurait pu conclure à un homicide sur cette seule donnée, tandis que le suicide était des mieux établis.

Enfin, dans certaines circonstances, il conviendra de décrire la chambre elle-même, la disposition des portes et fenêtres, cheminées, etc.... de rechercher si les orifices par lesquels l'air pénètre dans la chambre ont été calfeutrés. (Nous voulons parler des cas dans lesquels on peut penser qu'il y a eu asphyxie par les vapeurs de charbon.)

Nous avons cru qu'il ne serait point sans utilité de donner dans notre travail, les indications nécessaires pour remplir fidèlement une mission qui, comme nous l'avons vu, n'est ni sans importance, ni sans intérêt.

Notre travail sera divisé de la manière suivante :

Dans un premier chapitre, nous établirons la réalité de la mort; nous passerons en revue ses différents signes, en insistant sur ceux qui ont un intérêt réellement pratique.

En deuxième lieu, nous étudierons la température, la rigidité, les colorations diverses de la peau pouvant servir à établir quel est le degré de décomposition du cadavre et à préciser la date de la mort.

La troisième partie traitera de l'apparence extérieure que peuvent présenter les différentes sortes de blessures sur les cadavres qui sont soumis à l'examen du médecin.

Nous consacrerons le quatrième chapitre aux différentes phases de la putréfaction des cadavres à l'air, dans l'eau, dans les fosses d'aisance, en tenant compte seulement de l'état extérieur du cadavre puisque l'autopsie ne peut être faite.

Enfin, nous terminerons par un aperçu des précautions qu'il convient de prendre pour l'examen des vêtements et des instruments ayant pu servir au suicide ou au meurtre, et sur les indications que cet examen peut fournir.

Qu'il nous soit permis à la fin de cette introduction de rendre publiquement hommage à notre savant maître et excellent ami, le docteur G. Bergeron. Son affection depuis de longues années ne nous a jamais fait défaut, mais en nous inspirant l'idée de ce travail, en y ajoutant le fruit de ses expériences scientifiques et de sa pratique judiciaire, il nous a donné de nouvelles preuves de son dévouement affectueux.

Nous remercions également le docteur Lucien Hirtz, et Paul Savard, interne distingué des hôpitaux, qui tous deux ont bien voulu nous assister dans nos recherches.

CHAPITRE I.

DE LA RÉALITÉ DE LA MORT.

Le danger des inhumations précipitées a été beaucoup exagéré, et la plupart des lugubres histoires que la tradition a recueillies doivent être considérées comme des fables ne méritant aucune créance. M. Bouchut a démontré dans une annexe à son *Traité des signes de la mort*, que la plupart des observations de mort apparente citées par Lenormand ou Bruhier n'étaient que le résultat de faits mal observés, ou de récits inventés dans le but coupable d'exploiter l'ignorance populaire. C'est à Louis qu'appartient l'honneur d'avoir, le premier, réagi contre les opinions avancées par Winslow, sur la réalité d'inhumations précipitées, rassurant ainsi l'opinion publique, en mettant en évidence les signes par lesquels le médecin pouvait constater la réalité de la mort avant la putréfaction du corps. Répondant en effet à la dissertation de Bruhier sur l'incertitude des signes de la mort, par une critique très-sérieuse intitulée : *De la certitude des signes de la mort*, il eut le mérite d'indiquer certains signes nouveaux, dont quelques-uns font encore aujourd'hui la base des constatations médico-légales.

Les signes de la mort comprennent ceux qui sont évidents et certains, et peuvent être connus, même du vulgaire; d'autres sont plus difficiles à reconnaître et exigent l'intervention du médecin. Dans la pratique, on doit s'attacher surtout aux indices qu peuvent être reconnus par les personnes les moins expérimentées. En effet, le danger des inhumations précipitées n'existe pas dans les grandes villes où le service de la vérification des décès se fait régulièrement; mais plutôt dans les campagnes où l'intervention du médecin n'est jamais réclamée.

La constatation de la mort est du reste une coutume qui remonte aux traditions les plus reculées. L'antiquité mosaïque nous offre le premier exemple de l'examen d'un cadavre, dans le but de découvrir un crime, et les formalités en usage dans les funérailles israélites, semblent mettre en garde contre le danger des inhumations précipitées.

A Rome, Antistius compte les 23 blessures de César, et l'exposition du corps de Germanicus suffit à faire condamner Pison. Au moyen âge, des préjugés religieux s'opposent aux constatations judiciaires, et c'est à l'époque de Charles-Quint seulement, qu'on voit recommander l'examen minutieux du cadavre dans les cas supposés de mort violente. Mais le Code Napoléon seul, rendit la constatation des décès obligatoire dans les grandes villes, en déléguant, à ce service, des personnes compétentes. Cette recherche des signes de la mort, a toujours été l'objet des préoccupations de la science; car, malgré leur grand nombre, aucun d'eux n'offre à lui seul une certitude absolue. L'erreur est néanmoins impossible quand on s'en rapporte à l'ensemble des signes, fondés généralement sur la physiologie et justifiés sur l'expérience. L'observation minutieuse et attentive de cet ensemble d'indications, ne doit pas laisser de doute dans l'esprit du médecin.

Ces signes sont immédiats ou éloignés, se rattachant presque tous à la mort d'organes essentiels, ou du moins s'expliquant par la cessation de leur activité fonctionnelle. L'organe le plus important fournit le premier, et le plus précieux des signes, d'après M. Bouchut, *l'absence prolongée des battements du cœur à l'auscultation.* La cessation définitive du mouvement cardiaque a d'autant plus d'importance qu'elle entraîne immédiatement l'arrêt de la respiration et des fonctions du système nerveux, lorsqu'elle n'en a pas été précédée. Les pulsations s'arrêtent dans les artères, le sang les abandonne, ce qui a donné l'idée au docteur Weyne de proposer l'artériotomie temporale, comme moyen de diagnostic des morts apparentes. La circulation est également suspendue dans les capillaires : ainsi s'explique la décoloration de la peau et des muqueuses et cette teinte mate, si caractéristique de l'état cadavérique. La main, qu'on peut facilement observer, a perdu sa transparence; et si le cadavre est soumis à l'action du feu, la brûlure ne présente ni phlyctène ni auréole inflammatoire. Ce fait, déjà signalé dans sa physiologie par Burdach, a été sérieusement contrôlé par M. Bouchut.

D'autre part, la suspension des fonctions respiratoires se traduit par l'immobilité du thorax, l'absence de souffle humide par les narines et la bouche; faits bien connus du vulgaire et dont on a cherché la vérification par des moyens aussi nombreux qu'insuffisants. Cette recherche est délicate et le médecin doit se rappeler qu'il est des cas où la respiration paraît suspendue ; les muscles sont dans un état de repos apparent, et l'hématose se fait sans doute intérieurement par des mouvements respiratoires inappréciables. Comment expliquer différemment la syncope, l'asphyxie des nouveau-nés et les cas avérés de léthargie ?

Dans ces observations cependant, les médecins sont unanimes à reconnaître que la vie n'a été rappelée qu'au cas où les battements du cœur étaient encore perceptibles, à la région précordiale, à l'aide du stéthoscope.

En même temps que sont supprimés les échanges moléculaires et que l'hématose est suspendue, la température du corps s'abaisse graduellement; mais ce symptôme acquiert une grande importance par la suite et nous réservons son étude pour le chapitre des symptômes éloignés.

Après avoir étudié la cessation des fonctions cardiaques et pulmonaires, nous sommes amenés à décrire le repos définitif du cerveau et les troubles qui résultent de son inactivité fonctionnelle.

Bon nombre de ces symptômes existaient déjà pendant l'agonie, et c'est bien à la disparition des fonctions cérébrales que le médecin pressent la mort, quand il constate ces signes précurseurs.

Il y a défaut des sens et des facultés intellectuelles et, sous la dépendance de ce phénomène, un cortége de symptômes que nous passerons successivement en revue.

Le corps est immobile, dans le décubitus dorsal; les traits, d'une teinte uniforme, sont affaissés; les bras sont allongés, le pouce demi-fléchi vers la paume de la main, la pointe du pied légèrement tournée en dehors. Le facies est tout particulier; ainsi le décrit Hippocrate :

« Teint ridé et aride; yeux caves; nez pointu, bordé d'une « couleur noirâtre; tempes affaissées, creuses et ridées; oreilles « tirées en haut; lèvres pendantes; pommettes enfoncées; menton « ridé et racorni; peau sèche, livide et plombée; narines pul- « vérulentes; visage d'ailleurs contourné et méconnaissable. » (Hippoc., *de morbis*, liv. II, sect. v.)

En même temps survient le relâchement simultané des sphincters. Ce signe, très-important d'ailleurs, n'a de valeur qu'en se produisant à la fois sur tous les organes. En effet, un seul de ces muscles peut se relâcher pendant la vie sous l'influence d'une affection locale; mais il n'en est pas moins certain que le relâchechement simultané de tous les sphincters est un signe très-important de mort générale.

C'est ainsi que bien des symptômes trouvent leur explication : l'iris se relâche à l'instant de la mort et donne naissance à la dilatation pupillaire; le sphincter de l'anus laisse échapper les matières fécales; l'urine sort de la vessie; les yeux s'entr'ouvent ainsi que la bouche et, quelquefois, on voit une larme s'échapper de l'œil du mourant, par un phénomène identique. M. Bouchut a particulièrement insisté sur le phénomène de la dilatation pupillaire, symptôme malheureusement éphémère. La pupille, en effet, extrêmement resserrée pendant l'agonie, reprend, après quelques heures de dilatation, un diamètre plus étroit, que les auteurs ont diversement expliqué.

Il est enfin des signes tirés de l'examen ophthalmoscopique du fond de l'œil. tels que la blancheur de la rétine, la disparition de la tache papillairc, par suite de l'anémie spontanée des vaisseaux artériels, et qui sont d'une indication sérieuse. La durée de tous ces symptômes est fort courte et leur constatation est difficile, par suite de la modification survenue rapidement dans les milieux de l'œil, l'évaporation de l'humeur aqueuse, l'affaissement de la cornée et la formation d'une couche glaireuse à la superficie de cette membrane.

Tels sont les signes immédiats de la mort, auxquels une durée plus ou moins variable ne saurait enlever leur importance pour établir définitivement la cessation de la vie.

CHAPITRE II.

DE LA DATE DE LA MORT.

Nous allons maintenant étudier certains signes éloignés, qui permettent au médecin de répondre à l'une des questions que le magistrat lui pose le plus ordinairement, celle de la date présumée de la mort récente.

Le premier de ces signes éloignés est la température.

Précédemment étudiée, lorsque nous considérions les effets de l'inactivité cardio-pulmonaire, la température offre des variations intéressantes sur lesquelles Orfila paraît avoir le premier attiré l'attention.

Suivant l'âge du sujet, le genre de maladie, l'état d'amaigrissement ou d'embonpoint, la température s'abaisse avec une plus ou moins grande rapidité. Elle varie également suivant que le cadavre est plus ou moins couvert.

Le corps, au début, s'équilibre avec la température extérieure, puis le refroidissement gagne les extrémités et la face pour n'envahir que secondairement le tronc, où la différence thermique est encore appréciable au toucher longtemps après que la mort n'est plus contestable par l'apparition de certains signes.

Il est néanmoins d'observation quotidienne de voir les maladies à manifestations convulsives comme le tétanos, l'empoisonnement par la strychnine, le rhumatisme cérébral, s'accompagner d'une élévation thermique considérable, ne diminuant que lentement après la mort ; tandis que le phénomène inverse est observé dans les maladies comateuses, comme l'urémie et le choléra, par exemple.

Il se manifeste encore un signe à une époque plus ou moins rapprochée de la mort, et qu'on désigne sous le nom de rigidité cadavérique (1).

(1) Un exemple de l'importance que le médecin légiste peut tirer de la rigidité cadavérique nous est fourni par une des affaires médico-légales, ayant récemment encore passionné l'opinion publique.

Un ancien gendarme, du nom de *Billoir*, comparaissait aux assises de la Seine sous l'inculpation d'homicide, avec des circonstances particulières qui donnaient à son crime un caractère plus dramatique, et, ce qui est plus important au point de vue judiciaire, entraînaient ou écartaient la préméditation.

Cet homme racontait que, dans une querelle avec sa maîtressse, il lui avait donné dans les lombes un coup de pied à la suite duquel cette malheureuse avait succombé. Poursuivi douze ou treize heures après son crime par la nécessité de cacher le cadavre de sa victime, Billoir racontait qu'il s'était rendu près du cadavre de la fille Le Manach et l'avait coupé en morceaux dans le but de s'en débarrasser plus facilement. Notre savant maître et ami le Dr Bergeron demandait alors à Billoir s'il n'avait pas été frappé par une certaine raideur des membres de sa victime. A ce moment, et d'après les conditions où la

Louis, qui l'a parfaitement étudiée, démontre qu'aussitôt après la mort il existe déjà un certain degré de raideur articulaire. Nysten et, depuis cet auteur, bien des physiologistes ont démontré que ce phénomène est dû à l'acidité des muscles qui fait coaguler la myosine alors qu'il n'y a plus de contractilité musculaire. La rigidité cadavérique commence par les muscles lisses et finit par les muscles striés. Le ventricule gauche est le premier envahi ; puis la raideur s'empare des muscles de la face, des membres thoraciques et des membres pelviens. Ce phénomène est momentané ; sa durée varie comme l'époque de son apparition ; mais il est constant de voir le relâchement s'opérer dans les muscles primitivement contracturés.

Certaines conditions favorisent le développement de la rigidité cadavérique et d'autres, au contraire, viennent en retarder la manifestation : c'est ainsi que les maladies longues, ayant déter-

mort était survenue, ce phénomène aurait été d'une importance considérable, L'accusé répondant que les articulations jouaient aussi facilement que pendant la vie et que les muscles n'étaient le siége d'aucune rigidité, le Dr Bergeron crut pouvoir affirmer que la section du cadavre n'avait pas eu lieu dix-huit heures après l'accident, mais avant ou après la période de rigidité. Se basant en outre sur la direction des incisions pratiquées sur le corps de la fille Le Manach, il reconstituait le drame ainsi qu'il suit, en donnant aux faits une explication vraisemblable.

Il y avait en effet deux sections, l'une verticale, allant de l'épine pubienne à l'ombilic, ayant donné lieu à une éventration complète avec hémorrhagie considérable (plusieurs litres de sciure avaient été employés pour l'absorption du sang sur le plancher) et l'autre incision transversale, passant par les disques intervertébraux.

Pour le savant expert, la première incision n'était qu'une éventration véritable, ne s'expliquant que par le meurtre et paraissant être la cause de la mort. Le Dr Bergeron, tout en admettant que la contusion du plexus solaire ou des terminaisons des nerfs vagues et grand sympathique avait pu déterminer une syncope mortelle, ne paraissait pas trouver que la mort en eût été le résultat sans l'éventration consécutive. Devant les assertions de Billoir, qui prétendait avoir fait la seconde incision dans le même moment et se basant toujours sur l'absence de rigidité, il émit l'opinion que si le dépeçage n'avait pas eu lieu plus de vingt heures après le meurtre, il avait été pratiqué immédiatement après et que, dans ce cas, le fille Le Manach, peut-être en état de mort apparente, aurait pu être coupée vivante. (*Annales d'hygiène et de médecine légale.*)

miné la mort dans un état cachéctique, favorisent l'apparition d'une raideur prématurée; tandis que ce phénomène se déclare longtemps après et dure davantage dans les cas de mort violente par asphyxie ou tout autre cause n'ayant pas affaibli la force musculaire.

En général, c'est de sept à vingt heures après la mort qu'on voit apparaître la raideur musculaire, et la durée de ce phénomène aura d'autant plus d'extension que son apparition se sera faite plus tardivement.

La rigidité persiste longtemps après la mort dans les intoxications par la strychnine, tandis que la ciguë et son alcaloïde la conicine, auraient une action inverse en facilitant la putréfaction.

Tels sont les signes immédiats ou éloignés que peuvent présenter les cadavres soumis à l'examen du médecin dans le cas de mort récente; mais nous devons rappeler que l'état cadavérique est une période transitoire, subissant des modifications incessantes et aboutissant à la putréfaction.

L'apparition de taches verdâtres sur l'abdomen et les diverses parties du corps, les lividités, marquent déjà le travail de décomposition et nous réserverons leur étude pour le travail de la putréfaction.

CHAPITRE III

DES CAUSES PRÉSUMÉES DE LA MORT PAR L'ASPECT EXTÉRIEUR DU CADAVRE.

Tous les signes que nous venons d'étudier peuvent donc nous permettre d'affirmer si la mort est bien réelle, et même approximativement le temps depuis lequel elle est survenue. Mais cette simple constatation ne suffit pas; au point de vue judiciaire le médecin a un rôle bien plus étendu. Il doit rechercher avec soin les causes de la mort, comment et dans quelles circonstances elle s'est produite, si le sujet a succombé véritablement à une maladie plus ou moins longue, ou à la suite de violences dont on peut encore retrouver les traces. Cette seconde partie du diagnostic est la plus délicate, aussi faut-il y apporter des soins particuliers, comme à la tâche la plus importante. Que de crimes a-t-on découverts par l'examen du cadavre, et que de fois les indications qu'il fournit ont-elles mis la police sur les traces des coupables !

Nous allons donc examiner, si l'aspect extérieur du cadavre peut à lui seul nous renseigner efficacement sur les causes de la mort. Deux cas peuvent se présenter :

1° Il n'y a pas de lésions apparentes, et c'est le cas le plus habituellement offert aux médecins appelés quotidiennement à vérifier les décès.

2° Il y a des lésions extérieures.

1° Lorsque le cadavre ne présente point de lésions apparentes, il n'en fournit pas moins des signes capables de mettre sur la voie du diagnostic.

Si le sujet est pâle, amaigri, si la maladie a été longue, il y a des présomptions pour qu'il ait succombé à la phthisie pulmonaire; il faut alors rechercher les antécédents auprès des personnes qui ont assisté le malade, demander les ordonnances du médecin qui a donné les soins, vérifier les inscriptions des médicaments.

Un œdème généralisé fait penser à l'albuminurie; l'enflure des membres inférieurs aux affections cardiaques, et dans ce dernier cas, le malade ayant généralement succombé dans l'asystolie le cadavre offre des lividités violacées plus ou moins persistantes.

La percussion est encore un auxiliaire utile dans la recherche des maladies abdominales ou thoraciques. Que le cadavre amaigri soit le siége d'un œdème des membres inférieurs ou supérieurs, présentant une teinte jaunâtre, il est à supposer que la mort est le résultat d'un cancer viscéral de l'abdomen; le diagnostic sera d'autant plus certain qu'on vous apprendra qn'il y a eu des vomissements et des pertes de sang. L'ascite doit éveiller l'idée de lésions du foie ou du péritoine; la palpation et la percussion peuvent alors aider à préciser le dianostic. L'ictère a une signification particulière, facile à saisir, ainsi que d'autres indices qu'on pourrait qualifier de pathognomoniques. Cependant il importe de ne pas perdre de vue ce que nous disions en commençant, c'est que tous ces symptômes sont bien souvent insuffisants pour asseoir un diagnostic, et dans les cas douteux où la mort ne saurait trouver une explication rationnelle, le médecin appelé à vérifier le décès doit signaler ses doutes et recourir à l'expertise. Jamais cette formalité n'est plus indispensable que dans le cas de mort subite.

On voit journellement des individus présentant toutes les apparences de la santé, être frappés de mort subite, soit sur la voie publique, soit à leur domicile, ou dans des circonstances propres à éveiller l'idée du crime, comme la mort à la suite d'une querelle ou d'une rixe, ou survenue loin de tout témoin. Mais avant de rechercher s'il est possible de reconnaître à l'aspect extérieur d'un cadavre si un individu a été frappé de mort subite, voyons quelles en sont les causes : elle survient généralement lorsque les fonctions du cerveau, du cœur et surtout du poumon sont brusquement entravées, ces trois organes essentiels formant, d'après l'expressiou de Bichat, le trépied de la vie. Les lésions qui frappent le cerveau, sont les hémorrhagies qui se produisent surtout du côté du bulbe, car on constate dans les hémisphères des foyers sanguins très-vastes, laissant néanmoins aux malades quelques jours de survie. Les congestions et les anémies cérébrales qu'on a souvent accusées sont rarement cause de la mort subite. Quant aux lésions cardiaques, ce sont surtout celles du cœur gauche qui tuent brusquement; l'embolie donne quelquefois alors l'explication de l'événement, mais la raison en est souvent plus obscure, comme dans l'insuffisance aortique qui fournit beaucoup moins qu'on ne l'a prétendu de cas de mort subite.

Le système vasculaire lui-même présente des causes non moins importantes, telles sont les embolies, les ruptures d'anévrysmes de l'aorte, qui peuvent aussi se produire dans la cavité cardiaque. Il faut signaler encore l'angine de poitrine, dont l'action est sinon problématique, du moins peu fréquente.

Enfin, la mort survient encore brusquement par des troubles du poumon, par embolie ou apoplexie pulmonaire, et ce sont les cas les plus souvent observés

L'âge ne peut guère entrer en ligne de compte comme élément de diagnostic de la mort subite, car celle-ci s'observe aux époques extrêmes de la vie. La digestion a certainement quelque influence. En tout cas, l'aspect du cadavre n'offre rien de particulier ; l'examen seul des viscères peut donner des renseignements sérieux. Mais cette étude ne doit pas nous occuper.

Lorsque l'on a sous les yeux le cadavre d'un individu frappé de mort subite, on constate généralement qu'il a conservé les indices de la santé ; il a de l'embonpoint, ses muscles ne sont pas atrophiés, le corps est resté ce qu'il était avant l'accident. Signes vagues assurément, qui ne sauraient donner au plus qu'une indication complémentaire. Il faut alors s'informer minutieusement des antécédents du sujet, auprès des personnes qui l'entouraient habituellement, et si l'on soupçonne un crime, procéder à une autopsie aussi complète que possible : que la mort ait été causée par altération du cœur, du poumon ou du cerveau; que, sans avoir été positivement subite, elle soit survenue rapidement, c'est-à-dire quatre ou cinq jours après l'accident, le médecin ne trouvera pas dans l'aspect extérieur du cadavre des éléments plus sérieux de diagnostic.

Dans tous les cas, il n'en faudra pas moins tenir grand compte de certaines conditions accessoires, telles que l'attitude du cadavre, l'état des vêtements et des objets qui l'entourent, et, comme nous l'indiquerons à la fin de ce travail, tous ces détails en apparence indifférents, permettent quelquefois d'établir les circonstances qui ont accompagné la mort.

Ce sont là des signes bien vagues, et qui, pris isolément, ne peuvent guère fournir d'indications utiles, si l'on ne procède à une autopsie complète, et surtout à l'examen chimique de tous les viscères.

Nous arrivons maintenant au paragraphe le plus intéressant de ce chapitre, et dans lequel nous nous proposons d'étudier les cas où il y a des lésions apparentes sur le cadavre, à la levée duquel on procède.

Ces lésions apparentes sont de divers ordres; ce sont ou des taches et des rougeurs; ou des ecchymoses plus ou moins étendues; tantôt des contusions, tantôt des brûlures, ou d'autres fois enfin des fractures et des plaies déterminées par des instruments piquants, tranchants ou contondants, ou produites encore par des armes à feu.

De toutes ces lésions, les unes peuvent être amenées par la maladie à laquelle a succombé le cadavre de l'individu qu'on examine, les autres sont le résultat de violences exercées pendant la vie.

Nous allons rapidement étudier chacune de ces lésions, en décrivant leurs caractères suivant les causes et les circonstances qui les ont déterminées.

Lorsque le cadavre ne présente que de la rougeur, celle-ci peut varier considérablement dans sa teinte, dans son étendue, comme dans son siége. C'est en étudiant toutes les particularités qu'elle présente qu'on peut arriver à reconnaître la cause dont elle dépend. Une rougeur générale pourra faire croire à une scarlatine, mais on ne doit pas oublier que cette rougeur s'atténue beaucoup après la mort quand elle ne disparaît pas complétement, comme dans la rougeole et l'érysipèle. Cette dernière affection, dont la coloration est si nette pendant la vie, n'est plus reconnaissable après la mort, qu'au gonflement œdémateux, à la desquamation toute spéciale qui l'accompagne. En tout cas, on peut toujours reconnaître les complications qui ont causé la mort, puisque généralement les maladies éruptives ont rarement une terminaison malheureuse. L'éruption pustuleuse de la variole est facile à reconnaître même sur les cadavres : la rougeur qui circonscrit les pustules devient livide et violacée; l'œdème qui les entourait persiste également.

Nous signalerons en passant les pustules d'ecthyma qui accompagnent l'empoisonnement par le tartre stibié.

Il est encore des taches importantes à indiquer et qui, s'ajoutant à d'autres signes tirés d'examens ultérieurs et plus approfondis aideront au diagnostic ; nous voulons parler des plaques livides avec extravasations sanguines, résultant des empoisonnements par la ciguë et la conicine. Il en est de même de l'ictère hémorrhagique des empoisonnements par le phosphore. Le nitrate d'argent transformé en chlorure par l'acide chlorhydrique de l'estomac, s'obsorbe à la longue et se fixe dans les tissus, formant sous la peau un piqueté de taches noirâtres dues à la présence de l'argent dans l'épaisseur du derme. Ces taches durent presque indéfiniment. Appliqué directement sur la peau, le nitrate d'argent laisse des taches brunes bien caractéristiques. Lorsque ces taches existent autour des lèvres, il faudra examiner également l'intérieur de la bouche, car l'individu peut avoir absorbé du nitrate d'argent par l'estomac. Les différents acides laissent également sur la peau des taches dont la couleur varie avec la nature de l'acide, mais nous étudierons ces taches produites par les substances caustiques, en même temps que les brûlures.

L'asphyxie par les vapeurs d'oxyde de carbone, donne souvent lieu à des signes assez caractéristiques pour reconnaître par l'état extérieur du cadavre les conditions même de la mort. Dans ces cas, en effet, le ventre présente ainsi que les cuisses et la poitrine, de larges plaques rosées persistant après la mort, et d'après les observations de Briand et Chaudé, renouvelées de celles d'Orfila, ces taches peuvent être observées alors même que la putréfaction commence. M. Devergie, en fait un signe essentiel de l'asphyxie carbonique. La coloration plus ou moins foncée de ces plaques dépend de la rapidité avec laquelle la mort est survenue.

Dans l'asphyxie par submersion, le corps est assez souvent d'une pâleur générale ; les ongles sont quelquefois remplis de terre ou de vase ; malheureusement les signes de la putréfaction gazeuse survenus avec rapidité font disparaître bien des symptômes, et ne permettent que rarement de reconnaître si la submersion a précédé ou suivi la mort. Mais il est un fait sur lequel insiste particulièrement M. Devergie, c'est la modification que subissent les tissus par l'infiltration, et dont le résultat est de masquer certaines violences extérieures. Cet auteur raconte qu'un médecin appelé à procéder à la levée du corps d'un noyé qu'on venait de sortir de l'eau avait conclu à un suicide. Trois ou quatre jours après l'infiltration du cou disparaissait sur les dalles de la Morgue, en même temps que les signes évidents de strangulation rendaient invraisemblable toute idée de suicide.

2° *Des ecchymoses* : Après avoir étudié les différentes taches qu'on peut trouver sur le cadavre, et avoir vu les signes et les indications que l'on peut en tirer, nous allons examiner un autre genre de lésions presque aussi fréquentes, je veux parler des ecchymoses.

L'aspect bien connu de l'ecchymose produite pendant la vie ne s'efface nullement sur le cadavre. Que la mort survienne lorsque la contusion est récente, ou datant déjà d'un certain nombre de jours, les taches ecchymotiques persistent avec leurs mêmes caractères de coloration jaunâtre ou bleuâtre, présentant une teinte plus prononcée au centre que sur les bords. La peau à ce niveau est empâtée, plus ou moins profondément infiltrée, et la persistance de ce symptôme dépend de l'intensité de la contusion ; mais il ressort des expériences d'Ollivier d'Angers que cette infiltration n'est pas détruite par la macération sous l'eau. Ce sont là des signes qui permettent de reconnaître si la contusion a été produite avant ou après la mort. En effet les violences exercées sur le cadavre après la mort ne déterminent qu'une coloration violacée, diffuse, assez semblable à celle des lividites cadavériques. On ne trouve pas sous le doigt cette rénitence, cet empâtement caractéristique du sang infiltré et coagulé dans les tissus vivants. D'après Briand et Chaudé, le sang reste liquide, ne se coagule pas, et la peau reste molle et flasque.

Il importe même de signaler qu'une contusion faites plusieurs heures après la mort, ne détermine plus ces phénomènes d'extravasation sanguine, la peau reste alors sèche, aride, d'un apparence parcheminée. Pour terminer ce qui a trait aux taches ecchymotiques, nous établirons comment on peut les distinguer d'avec les lividités cadavériques. Ce diagnostic est ordinairement facile : la coloration violetée ce ces dernières, leur siége aux parties déclives du cadavre, leur marbrure irrégulière, leur teinte aussi prononcée sur les bords qu'au centre de la lividité, le manque de gonflement œdémateux, tous ces signes permettent de les distinguer aisément. Au point de vue judiciaire, les ecchymoses peuvent avoir une importance considérable, suivant le siége qu'elles occupent.

L'ecchymose circulaire au cou, dans la pendaison, est à proprement parler une empreinte, dont la forme et l'intensité varient avec la nature et la disposition du lien suspenseur. Ce dernier est tantôt simple, tantôt double, large ou étroit, souple ou rigide. C'est souvent une anse simple dans laquelle le cou n'est pas serré, souvent un anneau complet, dont le nœud laisse une empreinte sur la peau. Le plus souvent, le sillon est au-devant du larynx. Ces signes sont assez caractéristiques de la pendaison, surtout quand on y joint la position du corps; la tête fléchie sur la poitrine, la langue hors de la bouche, le cou allongé, les bras pendants le long du tronc. La bouffissure et la congestion de la face n'existent que rarement dans le cas de suspension.

Ici, comme dans le cas d'asphyxie par submersion, le médecin doit rechercher si la cause de la mort est dans la pendaison. C'est là un point délicat et d'une grande difficulté. Il n'y a pas, en effet, de signe exclusif, unique et constant, mais un ensemble de faits dont la corrélation permet de conclure à la pendaison pendant la vie. C'est cependant le point capital pour le médecin légiste. Sans mettre complétement de côté les circonstances naturelles dans lesquelles s'est opérée la pendaison, il ne faut pas exagérer leur importance.

Les ecchymoses et les infiltrations de sang coagulé plus ou moins profondément dans la région du cou, ont une certaine valeur, surtout lorsque la largeur et l'étendue de ces ecchymoses ne concordent pas avec les dimensions du lien suspenseur.

Enfin, on pourra tirer parti des violences meurtrières autres que la pendaison, manifestement opérées par des mains étrangères avant la consommation de l'acte. Il n'est pas rare, en effet, de voir des meurtriers suspendre leurs cadavres pour dissimuler leur crime; mais le suicide est la cause la plus ordinaire de la pendaison, et il importe de signaler ici, que de nombreux exemples viennent démontrer, que le suicide a été nettement établi, même dans les cas où les pieds du cadavre touchaient encore le sol. La strangulation au contraire, est presque toujours homicide, mais il est en général facile de la distinguer d'avec la pendaison. La face, dans le precas est tuméfiée, marbrée et violacée. M. A. Tardieu, a signalé un écoulement de sang spumeux par les narines, et un signe surtout qui, par sa constance, acquiert une réelle importance : ce sont de petites taches, sortes d'ecchymoses pointillées de la face et du cou, se voyant même sous les conjonctives. Au cou, les traces ne sont pas d'une moindre valeur : ce sont des empreintes de doigts ou de liens pouvant fournir des indications précieuses sur la manière dont s'est opéré le crime. Le sillon est à peine marqué, peu profond, tranchant par sa pâleur sur la coloration des parties voisines (Tardieu). Si la strangulation a été opérée par les mains, les traces laissées au cou sont encore plus caractéristiques, et l'empreinte exacte des mains du coupable peut être d'une grande valeur pour la recherche de ce dernier. Il importe, cependant, de rappeler certaines observations où, sur le cou du pendu existaient des traces de doigts; mais, dans ces cas, c'était la trace des doigts du patient qui, dans sa douleur cherchait à desserrer la corde.

Enfin, bien des violences peuvent avoir été exercées avant la strangulation, telles que coups sur la tête pour étourdir la victime; mais ce sont alors des cas particuliers, en général facilement observés. Lorsque la mort a été obtenue par la suffocation, la trace des violences ne siége pas au cou, mais autour du nez, des narines, sur les ailes du nez, les lèvres, les joues, et autour de la bouche.

L'ecchymose siègeant à la région palpébrale pourra faire croire à une fracture de la base du crâne, et certains symptômes venant s'adjoindre au précédent, le diagnostic sera confirmé par les données d'une autopsie ultérieure. Les traces sur le cuir chevelu, sur la face, de coups portés à l'aide d'instruments contondants tels que bâton, casse-tête, etc. etc., permettront de reconnaître si ces fractures sont le résultat de violences criminelles ou de chute, etc.

Les ecchymoses siègeant sur les membres peuvent être l'indice de fractures sous-jacentes; nous nous en occuperons en traitant ces sortes de lésions.

3° *Des brûlures.* — Les brûlures que l'on observe sur le cadavre et qui ont été faites pendant la vie présentent un aspect bien peu différent de celui qu'elles offrent sur le vivant. Leur étendue, leur profondeur sont, on le conçoit bien, variables suivant les cas; de même pour la couleur des parties mortifiées en rapport avec l'agent caustique.

Tous ces faits ont au point de vue légal une réelle importance, puisqu'ils peuvent révéler au médecin la nature de l'agent destructeur. Lorsque sur le cadavre on remarque une brûlure très-superficielle mais très-étendue, on a droit de penser que la mort résulte de ces lésions en apparence sans gravité, mais qui troublent singulièrement les fonctions de la peau. Dans ces conditions en effet, la perspiration et les sécrétions cutanées ne se font plus par les parties envahies par la brûlure, et cette suppression de fonctions entraîne une série de symptômes graves dont la mort peut être le résultat.

Les expériences faites sur les animaux prouvent qu'il suffit d'enduire de vernis les deux tiers de l'étendue de la peau d'un lapin pour le faire périr rapidement. Il n'est donc pas surprenant qu'une brûlure superficielle mais étendue puisse entraîner la mort. C'est l'eau ou toute espèce de liquide bouillant qui en est la cause ordinairement, car les vêtements qui s'enflamment sur le corps d'un individu, brûlent plus profondément les tissus.

Les brûlures au troisième ou quatrième degré entraînent la mort par la longueur et l'abondance de la suppuration à laquelle le malade ne peut résister. Une série d'autres complications peut emporter les malades et parmi les plus fréquemment observées nous citerons les ulcérations de l'intestin grêle et les inflammations méningo-encéphaliques. La coloration des escharres est elle-même très-importante, car elle peut à elle seule indiquer la nature de l'agent corrosif.

Les escharres de l'acide sulfurique sont sèches, grises ou noires suivants leur degré de profondeur; elles sont jaune foncé avec l'acide azotique comme avec l'acide chlorhydrique; mais ce dernier a pour particularité de déterminer sur les muqueuses des escharres blanches.

La potasse caustique, la pâte de Vienne, appliquées directement sur la peau la détruissent et la partie mortifiée prend une teinte noirâtre humide, avec transparence du derme sous lequel on voit souvent se dessiner en noir le trajet des veines sous-cutanées, La tache noirâtre est entourée d'un cercle blanc. C'est une coloration absolument blanche qui résulte de l'action de l'acide phénique sur la peau. Ces différents acides jetés soit au visage dans le but de défigurer une personne, soit sur tout autre point extérieur du corps n'occasionnent qu'exceptionnellement la mort.

Pris à l'intérieur au contraire, ils constituent des poisons terribles par leur extrême causticité.

Dans ces cas on constate autour des lèvres, sur la langue et le voile du palais des signes évidents. Aussi lorsqu'on est en présence d'un cadavre dont les lèvres tuméfiées présentent des escharres de coloration variable, on devra, pour s'éclairer, recourir à l'inspection de la cavité pour voir si la langue ou le voile du palais ne présentent pas des lésions identiques, et conclure si les escharres sont noires à une absorption d'acide sulfurique ; si elles sont jaunes à une absorption d'acide nitrique, et à l'intoxication par l'acide chlorhydrique si la coloration est blanchâtre. D'ailleurs l'autopsie complète permettra d'apprécier l'étendue réelle des lésions viscérales.

Il est des cas où l'escharre présente une coloration bleue, cela se voit quand au lieu d'acide sulfurique, on s'est servi d'indigo sulfurique.

A l'étude des brûlures qui se rencontrent sur le cadavre, se rattache une question de la plus grande importance. La brûlure a-t-elle été faite avant ou après la mort. Beaucoup de meurtriers après avoir perpétré leur crime, brûlent leur victime afin de détourner les recherches de la justice et laisser croire que le feu a pris aux vêtements de l'individu qu'ils ont tué. D'après Christison, toute brûlure superficielle sur le vivant, est aussitôt suivie d'une rougeur assez vive qui disparaît après la mort. Cette rougeur persiste au contraire après la mort quand la lésion est un peu plus profonde, et dans ce cas on observe des phlyctènes contenant de la sérosité sanguinolente plus ou moins louche. Or un caractère très-important à noter pour les brûlures faites après la mort, même lorsque la vie n'a cessé que depuis peu d'instants. C'est qu'il n'y a ni phlyctènes, ni auréole, ni inflammation (Christison, Burdach , Bouchut). Ce fait est vrai généralement, cependant chez les cadavres œdémateux, ou lorsque le foyer de chaleur a agi pendant un certain temps, on peut observer des phlyctènes, mais seulement sur les points éloignés du centre de la chaleur (Seuret, Champouillon). Dans ce cas on peut encore, d'après la nature de la sérosité contenue dans ces phlyctènes, porter un dianostic. En effet, suivant Michel-Lévy, lorsque, la brûlure a été produite pendant la vie, la sérosité se prend facilement en une gelée transparente et se coagule en masse sous l'influence de la chaleur et de l'acide nitrique. Si les ampoules au contraire ne se sont développées qu'après la mort, le sérum, tout en laissant déposer de nombreux flocons d'albumine, ne se coagule pas en masse comme dans le cas précédent. (1)

Pour se produire sur le cadavre, les phlyctènes ont besoin d'une source de chaleur plus considérable, ainsi dans ces cas l'eau bouillante n'en forme pas. D'où il est permis de conclure avec les auteurs, que les différents symptômes tels que la coloration de la peau qui est rouge dans les brûlures faites pendant la vie, est d'un blanc mat lorsquelles sont produites après la mort; la nature différente de la sérosité des phlyctènes dans les deux cas permettront de reconnaître les brûlures faites pendant la vie de celles qu'on détermine après la mort.

Fractures — Les fractures que l'on peut constater sur le cadavre sont ordinairement accompagnées d'autres lésions telles que plaies, contusions, etc. Nous n'avons pas à entrer ici dans les détails symptomatologiques des différentes fractures, mais seulement étudier celles qui peuvent être considérées comme cause de la mort. Ce sont, par conséquent, des fractures compliquées, car il est bien rare que les fractures simples qu'on observe ordinairement aient une terminaison aussi malheureuse. Celles qui s'accompagnent de

(1) Dans un ouvrage récent, M. Lacassagne insiste sur l'insuffisance de ce moyen diagnostic.

plaies, ou qui se font au voisinage des articulations peuvent, en raison des arthrites suppurées, ou des fusées purulentes qu'elles déterminent, amener quelquefois la mort.

Dans ce cas on voit persister au niveau de la plaie, un gonflement souvent considérable, la pression et les mouvements qu'on imprime aux fragments en font sortir un pus mêlé de gaz putrides. Le doigt, introduit dans les lèvres de la plaie, sent aisément les fragments de l'os fracturé. Parmi les fractures compliquées les plus ordinairement dangereuses il faut citer les fractures de l'extrémité inférieure du tibia, celle que M. Gosselin a décrites sous le nom de fractures en V.

La fracture du crâne avec pénétration d'un des fragments dans la substance cérébrale ; les fractures multiples et pénétrantes de côtes, s'accompagnant de déchirures du poumon et du cœur peuvent également se terminer par la mort.

Dans ce dernier cas, on ne trouve le plus souvent pas de plaie extérieure, mais la palpation et l'examen du thorax, le récit des symptômes concomittants tels que l'hémoptysie, la dyspnée, etc., aideront à les reconnaître. Il est une autre variété de fractures bien fréquemment mortelles et ne s'accompagnant presque jamais de plaie extérieure. Je veux parler de la fracture double verticale du bassin. La mort survient alors rapidement, le traumatisme considérable qui a déterminé la fracture ayant le plus souvent causé une déchirure dans un des viscères du petit bassin, vessie, rectum, etc. En pressant à la fois sur les deux épines iliaques, on fait mouvoir les fragments et apparaître des signes plus manifestes de cette fracture heureusement assez rare.

Plaies. — Lorsque sur un cadavre on trouve une ou plusieurs plaies, il importe d'en signaler avec soin la forme, la profondeur et le siége, afin de juger si par elle-même cette lésion a pu déterminer la mort. La solution de continuité est-elle étroite, d'une étendue peu considérable? Le médecin ne doit pas se hâter de conclure à son peu d'importance, car le plus souvent ces plaies sont des plus graves. Dans cet ordre, nous citerons en première igne les piqûres faites avec des instruments chargés de matières septiques, comme les piqûres anatomiques. On remarque, dans ce cas, un gonflement inflammatoire très-étendu, qui part de la plaie et gagne par les lymphatiques la racine des membres avec suppuration des ganglions. Les morsures de serpent rentrent dans ce cadre, mais on peut dans ces cas observer la trace des dents de l'animal, en même temps qu'il existe souvent un œdème qui se généralise sur toute la surface du corps. Signalons en outre une complication fréquente des petites plaies, le tétanos. Mais alors, il est souvent bien difficile de reconnaître la cause de la mort; on a signalé cependant le mauvais aspect de la plaie, la congestion intense du cadavre et la persistance de la rigidité cadavérique.

Quant aux piqûres faites par certains animaux, donnant lieu à la formation de la pustule maligne, on les reconnaît facilement à l'aspect caractéristique que présente cette pustule.

Les plaies étroites, faites par des instruments piquants, tels que fleurets, épées, poignards, peuvent induire le médecin en erreur au point de vue de la lésion qu'il observe. Elles conservent assez exactement la forme du corps vulnérant; il se présente des cas où les dimensions ne rappellent pas exactement celles de l'instrument qui les a produites.

La solution de continuité est en général moins longue que la lame et présente souvent plus d'écartement que celle-ci n'a d'épaisseur. Elle est plus petite que l'instrument et, dans une appréciation médico-légale, il faudra tenir compte de ce fait, sans affirmer que la plaie résulte de la pénétration d'un instrument plus acéré. Il ne faut pas non plus oublier que la direction variée des fibres musculaires, dans chaque région, imprime aux plaies une forme différente suivant son siége et sa direction.

Ces plaies par instrument piquant sont souvent profondes; on les observe surtout au thorax et à l'abdomen.

Quand le médecin sera en face de blessures de cette nature, il en devra soigneusement noter le siége et la direction, s'assurer par la sonde cannelée si elle est pénétrante, et reconnaître en un mot si la lésion suffit pour expliquer la mort.

Si le poumon est lésé, si des vaisseaux importants sont ouverts, le médecin pourra quelquefois, en secouant le cadavre, obtenir le bruit de succussion hippocratique. Il y aura aussi des hémoptysies dont les fosses nasales et la bouche porteront les traces. Les plaies pénétrantes dans la région antérieure de la poitrine atteignent souvent le cœur; la mort est alors presque instantanée. Cependant, il faut remarquer que la région des blessures qui intéressent le cœur est bien plus circonscrite qu'on serait tenté de le croire : ce fait s'explique par la présence du poumon qui recouvre presque toute la face antérieure du cœur, et se gonfle par un puissant mouvement d'inspiration au moment de la pénétration du corps vulnérant. C'est au niveau du bord gauche du sternum entre la quatrième et la cinquième côte que le cœur peut être le plus facilement atteint. Du reste, il faut bien insister sur ce fait que les plaies du cœur entraînent bien rarement la mort instantanée. Dans le drame d'Auteuil, Victor Noir, percé d'une balle au cœur, descendait l'escalier, tenant encore son chapeau dans la main, pour ne s'affaisser que dans la rue. — Les plaies de la région abdominale sont moins communes que les précédentes. Elles déterminent la mort en entraînant une péritonite suraiguë. Dans ce cas, l'existence d'une plaie sur un point quelconque de l'abdomen, jointe au ballonnement du ventre, feront reconnaître au médecin la cause de la mort.

Les plaies larges et étendues produites par des instruments tranchants, sont souvent moins graves que les précédentes, à moins qu'elles ne siégent au cou; dans ce cas, elles sont ordinairement le résultat d'un suicide. En effet, une lame à large tranchant, pénétrant sur le tronc, est arrêtée par le plan osseux du thorax et n'atteint pas les viscères. Au cou, bien au contraire, les plaies que l'on y observe sont généralement transversales et largement béantes par suite de la rétraction musculaire. Lorsqu'on est en présence d'un cadavre présentant une plaie de cette nature, il faut immédiatement rechercher si la plaie n'intéresse pas un des gros troncs vasculaires ou nerveux de la région. On y trouverait l'explication de la mort, souvent instantanée dans ces cas, par l'abondance de l'hémorrhagie, la pénétration de l'air dans les veines, etc. Dans ce cas, le corps est baigné dans son sang. Les plaies occupant tout à fait la région supérieure du cou, atteignent moins souvent les gros troncs vasculaires : cependant, les troubles apportés à la déglutition et à la respiration, par la section du pharynx ou de la trachée, peuvent, au bout d'un temps plus ou moins long, déterminer la mort.

Dans tous les cas, le médecin devra comparer la forme de l'instrument avec celle de la plaie; si la lame ne porte aucune trace de sang, il s'assurera du point où celui-ci remonte, et par ce moyen il lui sera quelquefois possible de déterminer la profondeur de la blessure.

Sur les membres, les plaies n'entraînent la mort que si l'artère principale est intéressée : dans ce cas, le blessé a pu succomber soit à l'hémorrhagie, et le cadavre est extrêmement pâle; soit à un anévrysme diffus qui aurait envahi le membre, et dont on constaterait aisément l'existence.

Il nous reste, pour en terminer avec l'étude des lésions extérieures que le cadavre peut présenter, étudier les plaies que déterminent les armes à feu.

Leur aspect caractéristique les fait facilement reconnaître, mais elles présentent de grandes différences entre elles, suivant la nature de l'arme, la distance à laquelle le coup a été tiré, enfin d'après la direction de la balle.

Plus le coup a été tiré près, plus la place des téguments est large; aussi lorsque les bords sont noircis, rétractés, non saignants, tachetés par des grains de poudre ayant pénétré dans les tissus, on en pourra conclure que le coup a été tiré de près.

Si la plaie est au contraire petite, à bords nets, si la peau environnante ne porte pas de traces de brûlures ni de grains de poudre, on peut conclure que le coup a été tiré de loin. Du reste, à ce point de vue, on doit examiner l'orifice de sortie quand il existe. Généralement plus gros que celui d'entrée, le trou de sortie d'une balle est irrégulier, à bords déchirés, renversés en dehors, tandis que ceux de l'orifice d'entrée sont renversés en dedans. Dans les cas de suicide par un coup de pistolet déchargé dans la bouche, les lèvres et les joues sont souvent déchirées; mais ce fait n'est pas constant, et un bon nombre d'observateurs ont démontré qu'il pouvait n'exister aucune lésion extérieure apparente; aussi dans ce cas de mort violente, le médecin-légiste doit-il soigneusement examiner tous les orifices. On peut aussi constater la trace d'une balle qui a pénétré dans le crâne en laissant une petite ouverture sur le palais et reconnaître la cause d'une mort qui, sans ces précautions, aurait été méconnue. Le sondage de la plaie n'est pas moins important; il permet de reconnaître la direction de la balle qui, souvent, est bien différente de ce qu'on aurait pu supposer; il indique si la plaie est pénétrante ou non; enfin, il permet quelquefois de constater la présence d'une bourre. Ce dernier fait peut acquérir, au point de vue judiciaire, une certaine importance, car le papier dont est formé la bourre peut mettre le magistrat sur la trace d'un coupable.

Si la plaie renferme des grains de plomb, c'est que le coup a fait balle, et pour celà, il a dû être tiré à une petite distance, 30 ou 35 centimètres environ.

Si l'orifice d'entrée est sur le plan postérieur du corps, on peut conclure à un homicide, car un individu qui cherche à se donner la mort ne peut arriver à diriger l'arme sur la partie postérieure du corps.

En terminant ce chapitre des plaies, nous devons répondre, comme pour toutes les autres lésions extérieures à une question que le magistrat adresse toujours au médecin légiste. Les plaies ont-elles été faites avant ou après la mort? Plus que jamais la solution de ce problème est difficile et, bien que cette question soit des plus importantes, la science est quelquefois dans l'impossibilité d'y répondre.

Lorsqu'une plaie a été faite pendant la vie, les lèvres en sont gonflées, saignantes et écartées l'une de l'autre, et si la solution de continuité est large et profonde, il s'en est écoulé une notable quantité de sang. Les vêtements de la victime ou du meurtrier sont couverts de taches de sang, dont la direction n'est pas sans importance. Au contraire, les plaies qui sont faites après la mort, alors que la circulation n'existe plus et que la contractilité musculaire a disparue, sont pâles, sans gonflement ni rétraction. Leur surface présente un plan uni sur lequel on distingue nettement les différents tissus. (Briand et Chaudé.)

L'écoulement sanguin est moins abondant, sa coloration, au lieu d'être vermeille est d'un rouge noirâtre.

Tous ces signes réunis peuvent amener dans l'esprit du médecin une conviction légitime, mais avec de pareils éléments, combien ce diagnostic présente-t-il quelques fois d'improbabilités !

CHAPITRE IV.

DE LA PUTRÉFACTION DANS DIFFÉRENTS MILIEUX.

La putréfaction a longtemps été considérée comme l'unique moyen d'affirmer la réalité de la mort. C'est cette décomposition que subissent les corps organisés, soustraits à la vie, caractérisée par le développement d'une odeur infecte et d'un changement de couleur. Bacon, le premier, paraît avoir attiré l'attention sur ce sujet.

Dès que la vie a cessé et que la matière animale se trouve placée sous la seule dépendance des agents physiques, la putréfaction commence, et certains milieux ainsi que certaines conditions atmosphériques ont la plus grande influence sur son évolution.

Le séjour dans l'air est une condition favorable, sinon indispensable ; cette action est due à l'oxygène qui active singulièrement la putréfaction, surtout quand il se trouve divisé par l'azote, comme dans le cas présent. D'autres gaz agissant isolément retardent le travail de décomposition, tels sont l'azote, l'acide carbonique, etc.....

D'autre part, le calorique exerce ici une importance capitale. A zéro degré la putréfaction ne s'établit pas, ou du moins s'opère avec une extrême lenteur, et l'on sait que les cadavres peuvent se conserver longtemps dans la neige sans altération extérieure ; conservation qui est due à la congélation des tissus. Mais aussitôt après leur sortie du milieu réfrigérant, les corps se putréfient rapidement sous l'influence d'une température de 18 à 30 degrés. L'élévation de la température n'exerce pas une influence croissante sur le travail de décomposition de la matière animale. Au contraire, à 100 degrés la putréfaction s'arrête, le cadavre se dessèche. La température de 18 à 30 degrés, est la plus favorable à la fermentation des tissus animaux. On ne connaît point l'action qu'exerce la lumière sur la putréfaction ; mais l'on a constaté que l'électricité peut l'accélérer singulièrement. L'expérience vulgaire nous apprend, en effet, que l'électricité atmosphérique modifie les principes immédiats des matières animales; l'exemple de la fermentation lactique au moment des orages est connu de tout le monde.

L'humidité est encore une condition favorable au développement rapide de la décomposition des cadavres, pourvu qu'elle permette seulement une imbibition lente et progressive. S'il y a excès d'eau et que celle-ci soit, en outre, soumise à un courant, le travail de décomposition est entravé par suite du renouvellement incessant du milieu ambiant. On voit donc que l'air, l'électricité, la vapeur d'eau, ou une légère humidité, et une température de 18 à 30 degrés sont les auxiliaires les plus puissants de la putréfaction.

Dans l'eau, le cadavre se décompose plus lentement qu'à l'air ; une température de 22 degrés agit favorablement, tandis qu'en dessous elle enraye la putréfaction, qui est encore retardée par le courant du liquide.

L'eau des fosses d'aisances est un milieu défavorable à la transformation des corps, et ce ralentissement semble surtout le résultat de la saponification qui s'y opère plus facilement. Cette transformation en gras de cadavre s'opère assez rapidement par ce que les ferments putrides sont tués dans les fosses, et que les diverses périodes de la putréfaction sont ainsi abrégées.

Dans la terre, la putréfaction varie selon la nature de l'élément ambiant ; elle est lente, si le terrain est sec et sablonneux ; plus prompte, s'il est argileux et humide ; rapide enfin, s'il s'agit de terre végétale un peu humide et sous l'influence d'une douce température. Aux pays chauds, les cadavres se dessèchent et se momifient dans le sable sec et brûlant. La profondeur où sont enfouis les cadavres retarde aussi, pour diverses raisons, leur décomposition. Enfin, il est des cas où le sol véritablemont saturé des produits de la putréfaction, ne permet plus aux cadavres de subir leur transformation. C'est ce que l'on vit dans certains cimetières, où les corps étaient exhumés dans un état de réelle conservation. C'est aussi dans le but d'absorber ces ferments, que les cimetières sont plantés de grands végétaux qui se développent avec rapidité. A mesure que le cadavre est décomposé par la putréfaction, il se résout en une foule de produits dont la nature est mal connue. Il se développe des gaz, tels que l'azote, l'acide carbonique, l'ammoniaque, l'acide sulfhydrique, l'hydrogène phosphoré et l'hydrogène carboné, qui se trouve surtout chez les noyés, où ce gaz peut s'enflammer quelquefois à la sortie d'un trou pratiqué à la peau. On constate aussi la présence des acides acétique et azotique, et d'une matière savonneuse, variable, onctueuse au toucher, de couleur blanche chez les noyés, légèrement jaune sur les corps enfermés dans les cercueils de plomb, et plus jaune encore chez ceux qui ont été directement en contact avec la terre. On rencontre aussi une substance grasse, noire, placée le long de la colonne vertébrale et appelée cambouis. En dehors des gaz, il faut enfin distinguer l'odeur infecte particulière aux cadavres putréfiés, connue généralement sous le nom d'odeur putride.

Après avoir recherché les conditions capables de retarder ou d'accélérer la marche de la putréfaction, nous allons décrire, au point de vue de l'aspect extérieur du cadavre, l'évolution de cette regression dans les milieux où l'on est sujet à l'envisager généralement, à l'air libre, dans la terre, dans l'eau, dans les fosses d'aisances, et nous nous arrêterons en passant pour essayer de tirer quelques indices de l'apparence générale des noyés, capables de permettre au médecin de juger approximativement l'époque de la mort.

Il y a plusieurs phases dans la putréfaction, et Fourcroy les a parfaitement indiquées. En effet, dans les circonstances ordinaires, c'est du deuxième au troisième jour que la décomposition apparaît. Elle est marquée à cette période par une odeur aigrelette et par une coloration verdâtre du corps, débutant en général par l'abdomen. En même temps apparaissent, sur les points déclives, les lividités qui ne sont dues qu'à des phénomènes d'hypostase. Au point de vue du sujet que nous traitons, le diagnostic différentiel des ecchymoses nous a conduits à étudier sommairement ces lividités cadavériques.

Après la mort, les liquides se rassemblent sur les parties déclives du corps, et, quand la rigidité a disparu, les parties solides commencent à se ramollir, et les liquides se fluidifient encore davantage. Les lividités disparaissent alors souvent entièrement, et la peau prend une teinte verdâtre, d'abord au bas de l'abdomen, puis à la poitrine, à la face, au cou, aux membres abdominaux, et finalement, aux membres thoraciques.

Alors se développe la putréfaction gazeuse, qui commence dans les organes creux, internes, pour s'étendre aux tissus cellulaires; elle gonfle le corps, arrondit tous ses contours, boursouffle énormément le ventre, qui peut éclater quand la production des gaz est très-rapide. Par suite de la poussée excentrique des fluides gazeux, les aliments affluent quelquefois dans la bouche; le sang envahit les veines superficielles qui sont très-marquées, ainsi que le système capillaire, dont la réplétion colore en rouge les tissus blancs, et produit souvent ces épanchements brunâtres que l'on trouve dans les séreuses.

Bientôt il se développe à la surface de la peau des ampoules et des phlyctènes, l'épiderme se détache, et les ouvertures naturelles, ainsi que les pores mêmes de la peau, livrent passage à une transsudation d'un liquide rouge-brun. A ce moment l'odeur du cadavre devient infecte, et la *musca carnaria* dépose ses larves dans les yeux, le nez, la bouche.

Puis l'œil s'affaisse, la sclérotique brunit, la peau passe du vert au brun; l'abdomen se perfore et laisse échapper des matières putrides et des gaz. Enfin, toutes les parties molles tombent en putrilage, et il ne reste plus du cadavre que les os et un détritus bourbeux, noirâtre, épais, semblable au cambouis, dont l'odeur est devenue presque aromatique. Plus tard, cette matière disparaît également, et les os peuvent tomber en poussière à une époque fort éloignée.

Dans la terre, le cadavre en putréfaction se présente sous des aspects différents, suivant l'époque où on le considère, et correspondant à cinq phases successives de son évolution.

Dans les premiers temps, le cadavre répand une odeur infecte; les yeux, le nez, les parties molles de la face s'affaissent; l'abdomen et les membres pennent une coloration jaune marbrée de vert. En été, la coloration verte se produit quelquefois très-rapidement, accompagnée de bouffissure et d'un développement considérable du gaz. L'épiderme se ramollit, se détache, et adhère aux enveloppes aux points où il les touche; il se soulève et se plisse en certains endroits, et présente des ampoules remplies d'un liquide verdâtre. Les ongles se ramollissent et s'arrachent facilement. La peau, d'abord rosée en général, devient verdâtre, bleuâtre, ou d'un jaune sale. Le tissu cellulaire semble se dessécher en avant du corps, mais dans les parties latérales du tronc il devient de plus en plus humide. Pendant ce temps, les organes internes subissent des transformations analogues. Cette période de la fonte putride, qui détruit rapidement le cadavre, est suivie alors par celle de la saponification qui retarde sa désorganisation.

A cette époque, le cadavre est recouvert d'une couche d'aspect graisseux, de couleur brune, ou d'une mucosité gluante ; quelquefois l'enduit est sec et porte des moisissures. Les parties molles de la figure sont desséchées en avant; elles sont détachées, surtout aux saillies, laissant les os à nu; les parties postérieures sont infiltrées au contraire. Le sternum est déprimé, le ventre affaissé et desséché; les membres ont perdu leur forme. La peau est jaune et présente des granulations formées par du phosphate de chaux; elle est décollée, aux membres surtout où elle fait poche. Le tissu cellulaire, transformé en savon, a la consistance du suif. Le savon cadavérique, comme on l'a surnommé, est un des termes du dédoublement successif des matières protéiques, dont le cambouis est la transformation ultime.

Puis le cadavre subit une phase nouvelle de désorganisation. L'épiderme n'existe plus; la peau, amincie, desséchée, est recouverte de moisissure; elle est saponifiée. La face est décharnée; le sternum s'abaisse; les côtes sont détachées des cartilages; les espaces intercostaux sont à jour, et les parois abdominales s'appliquent sur la colonne vertébrale. Les membres sont dépourvus par places, de leurs parties molles qui présentent souvent l'aspect de bois pourri. Les organes internes sont en partie détruits et généralement défigurés.

Plus tard on voit cette dessiccation et cet amincissement des organes et des tissus s'accentuer encore. Les os de la tête sont presqu'à nu ; celle-ci tient assez peu à la colonne vertébrale pour qu'un choc l'en disjoigne. Le sternum, détaché, s'enfonce dans la cavité thoracique toute béante. Les côtes, sans soutien, se sont affaissées les unes sur les autres, et les parois abdominales ne consistent plus qu'en quelques débris brunâtres. Enfin, de toutes les parties molles, il ne reste plus que quelques filaments qui maintiennent les os dans leurs rapports. Ce qui subsiste de la peau est jaune et desséché, humide dans les régions postérieures. Les muscles sont réduits à des feuillets membraneux, grisâtres, ou bruns.

Enfin, une dernière période comprend la destruction complète des parties molles et dures, et leur transformation en poussière, ou en un cambouis qui s'infiltre peu à peu dans la terre. Le crâne désarticulé est couvert d'un magma de terre et de cheveux ; les côtes détachées sont réunies en masses ; le long du rachis on ne retrouve plus qu'une masse noire, humide, poisseuse. Tous les os sont détachés et a nu; les tissus ont disparu. Quelle durée peut-on assigner à la destruction des os? Il est impossible d'arriver même à une approximation, d'autant plus que les milieux où ils se trouvent influencent diversement leur désorganisation. Après 6 ou 700 ans, on peut les retrouver, et les fosses communes les rendent toujours après 30 ans. On sait qu'à Saint-Denis, les os du roi Dagobert furent retrouvés après 1200 ans, dans un coffret de bois. Les dents résistent beaucoup plus longtemps encore.

A ces cinq périodes qu'il est permis de distinguer dans l'évolution du cadavre, on ne peut néanmoins pas assigner de durée approximative, comme le fait observer Orfila. Les observations ne sont pas assez nombreuses, et les différents milieux ainsi que les conditions accessoires y apportent des modifications trop diverses.

Nous ne parlerons point de la momification qui, en raison des conditions qui l'engendrent, ne serait d'aucun intérêt dans notre sujet.

La putréfaction dans l'eau, non moins que celle dans la terre, donne au cadavre un aspect variable. Vers le 3me jour en été, et du 12 au 15me en hiver, il présente une teinte verte qui commence par la peau du sternum et de la face, s'étend au cou, à l'abdomen, aux épaules, aux aines, aux membres supérieurs, et en dernier lieu aux membres inférieurs, contrairement à ce qui se passe quand la putréfaction se produit dans la terre. Cette couleur verte, claire d'abord, devient bientôt plus foncée, et se trouve souvent parcourue par des lignes bleuâtres ou noirâtres.

Puis les organes intérieurs sont le siége d'un développement de gaz dont la poussée chasse le sang à la superficie ; ce qui détermine dans certains tissus et dans la peau une coloration rougeâtre. Cette production du gaz putride, accomplie dès le 6me jour en été, demande un mois et demi à deux mois en hiver. Le corps est alors boursoufflé, et surnage par suite de la diminution de son poids spécifique.

A la putréfaction en vert, suivie et accompagnée de la production de gaz, succède la putréfaction en brun. Elle débute par les mêmes points que la verte, mais s'étend peu, étant enrayée par la saponification. Plus tard on peut observer des taches de différentes nuances à la surface du corps. Le début de cette période a lieu après un mois de séjour dans l'eau en hiver, et après 10 à 12 jours en été.

Dans une quatrième période, le cadavre se réduit en putrilage; les parties vertes et brunes tombent en déliquium et sont entraînées par l'eau ; ce qui explique l'absence de la peau du front, des paupières, la destruction du nez, des lèvres, de la peau de la clavicule, et du sternum. C'est du 2me au 3me mois que s'opère cette désorganisation qui amène des perforations laissant échapper les gaz, et déterminent l'affaissement des cavités.

Après cela s'établit la saponification du cadavre. La peau qui subsiste prend une teinte opaline, devient grasse au toucher. Les bords des ouvertures se solidifient, prennent une couleur brunâtre et les cavités présentent un fond gris-jaune. Cette période qui commence plutôt généralement chez les femmes en raison de la plus grande abondance du tissu adipeux chez elles, s'établit du 3me au 4me mois. La peau se condense alors, elle jaunit, se parchemine, et cette transformation fréquente, surtout aux jambes, établit souvent un contraste frappant avec l'infiltration qui subsiste quelquefois encore aux cuisses. Vers le 4me mois, la plupart des tissus sont comme desséchés, et bientôt après se produisent des corrosions ou îlots granuleux, à la surface de la peau. Puis le savon ammoniacal formé sur le cadavre devenant calcaire par l'action des sels de chaux contenus dans l'eau, la peau subit des incrustations. Elle devient comme cartonnée et résonne à la percussion; d'autre part l'usure superficielle qu'elle a subie, fait saillir les bulbes pileux.

Enfin les parties saponifiées s'altèrent peu à peu, disparaissent, laissent à nu les os qui se disjoignent et se perdent.

Toute cette succession des phénomènes de la putréfaction dans l'eau que nous venons de décrire, se trouve diversement influencée par l'élévation ou l'abaissement de la température, c'est-à-dire par l'été ou l'hiver et par l'âge du sujet, la jeunesse étant une condition favorable à l'activité de la décomposition. Les enveloppes qui protègent le corps comme les bottes, le corset, retardent l'altération des parties qu'elles embrassent; l'état de nudité dans l'eau le favorise au contraire.

Après avoir décrit à grands traits les altérations extérieures des cadavres des noyés, nous indiquerons quelques moyennes qui permettent de juger approximativement de l'époque de la mort. En général, avant le quatrième ou cinquième jour, le cadavre ne présente aucun changement extérieur, l'observation se faisant en hiver. Du troisième au cinquième jour, la rigidité cadavérique s'est produite, le corps est refroidi, les muscles ne se contractent plus sous l'influence du fluide électrique; l'épiderme des mains commence à blanchir. Du quatrième au huitième jour, toutes les parties sont molles, mais la peau a conservé sa couleur naturelle. Du huitième au douzième jour s'ajoute à cela l'altération de l'épiderme de la partie dorsale de la main qui blanchit et le ramollissement de sa face qui devient blafarde. A quinze jours environ, la face est légèrement bouffie, rouge par place; la partie moyenne du sternum prend une teinte verdâtre, l'épiderme des pieds et des mains est totalement blanc et commence à se plisser. A un mois environ, la face est rouge-brunâtre, les paupières et les lèvres vertes, à la partie antérieure de la poitrine se trouve une plaque rouge-brune environnée d'une teinte verdâtre; l'épiderme des mains et des pieds, blanc, développé, est plissé comme dans des cataplasmes. Vers deux mois, la face est brunâtre, tuméfiée; les cheveux sont adhérents, l'épiderme des mains et des pieds en grande partie détaché, les ongles encore adhérents. A deux mois et demi, l'épiderme et les ongles des mains sont détachés, ainsi que l'épiderme des pieds. Chez la femme, il y a déjà une saponification partielle des joues, du menton, de la superficie des mamelles, des aines et de la partie antérieure des cuisses. A trois mois et demi, on observe la destruction d'une partie du cuir chevelu, des paupières, du nez; la saponification partielle de la face, de la partie supérieure du cou et des aines; des corrosions et des destructions de la peau en divers endroits; l'épiderme et les ongles des pieds et des mains ont disparu.

A quatre mois et demi, il y a saponification presque totale de la graisse de la face, du cou, des aines et de la partie antérieure des cuisses; état opalin de la plus grande partie de la peau; décollement et destruction de la presque totalité du cuir chevelu; dénudation de la calotte osseuse qui commence à être friable.

A des époques plus reculées, les approximations mêmes sont impossibles.

Ces moyennes, avons-nous dit, doivent être rapportées en hiver; mais en été, la putréfaction suit une marche bien plus rapide et, durant les fortes chaleurs, un noyé ne reste pas plus de 10 à douze jours dans l'eau, à moins d'entraves spéciales à la surnatation. La production gazeuse est rapide alors, au point de devancer de 20 à 22 jours celle de l'hiver. Les chiffres suivants indiqueront du reste les proportions dont il faut tenir compte entre les deux saisons. 5 à 8 heures en été valent 3 à 5 jours en hiver; 24 heures d'été valent 4 à 8 jours d'hiver; 48 heures d'été, 8 à 12 jours d'hiver, et 4 jours d'été, 15 jours d'hiver. Les phénomènes sont d'ailleurs les mêmes aux deux époques; ils sont seulement plus ou moins rapides. Le printemps tiendra naturellement le milieu entre les deux saisons extrêmes.

Ce qu'il ne faut pas omettre, c'est qu'à sa sortie de l'eau le cadavre se modifie quelquefois rapidement à l'air. Cela arrive surtout en été; en hiver, le corps qui a séjourné quelque temps dans l'eau n'éprouve guère de changement à sa sortie; les parties saponifiées sont, en général, sujettes à peu d'altération. Ce n'est pas, du reste, dans les corps très-récemment noyés ni dans ceux qui ont longtemps séjourné dans l'eau que l'on observe des changements, mais surtout quand ils sont restés de 8 jours à 6 semaines, c'est-à-dire quand la production des gaz et le ramollissement des tissus sont en train. Ces altérations à l'air, nulles en hiver, rapides en été, dépendent de la température. D'ailleurs, comme on a vu, l'époque de la submersion se déduit moins de l'aspect général du noyé que des modifications de certaines parties qui forment les signes distinctifs.

Dans les fosses d'aisances, la putréfaction des cadavres suit une marche particulière, mais l'insuffisance des observations ne permet pas d'en donner une description complète. Ce sont surtout les enfants nouveau-nés qui ont fourni à l'observation.

Tout d'abord, la peau prend une teinte opaline; les gaz se développent dans les cavités et dans le tissu cellulaire; le corps augmente de volume et arrive à surnager en partie. Puis l'épiderme se détache à la face, au tronc, et se plisse aux pieds et aux mains; cet état correspond à un temps de neuf jours en été, avec une température de vingt degrés. Vers le dixième jour, le cadavre est olive-clair, et l'épiderme existe encore généralement. Vers le vingtième jour, la couleur de la peau offre des nuances variées, des marbrures de blanc, vert, bleu; l'épiderme est soulevé et plissé à la plante des pieds et des mains; il existe partout encore, s'enlève dans les parties qui surnageaient, et adhère dans celles qui plongent dans les matières. Les ongles sont adhérents; le derme varie du gris au vert et au rouge-ocracé. L'abdomen a verdi, les yeux sont saillants, les oreilles et les lèvres sont vertes, ces dernières ramollies. Vers le trentième jour, le corps présente une teinte générale d'un gris rosé sale; l'épiderme est blanc, soulevé par places, se détachant aisément, les ongles et les cheveux s'arrachent facilement, la peau devient rougeâtre avec des taches ardoisées. Le quarantième jour environ, se montrent des corrosions et des granulations blanchâtres calcaires à la peau, et à certains endroits celle-ci est perforée et détruite; tous les organes sont ramollis. Enfin, vers le cinquante-cinquième jour, l'épiderme et les ongles sont détachés: la peau est diversement coloriée, en partie détruite et granuleuse.

En somme, on serait disposé à admettre que les cadavres se putréfient plus lentement dans les fosses d'aisances que dans la terre, dans l'eau ou à l'air libre; ralentissement qui semble résulter de ce que les matières fécales aient la propriété d'activer la saponification des tissus. Ce qui peut à tort, comme le fait remarquer M. Devergie, faire assigner à la mort une date quelquefois beaucoup trop ancienne.

Cependant il faut se rappeler que ce sont presque toujours des cadavres de nouveau-nés qui se putréfient le plus ordinairement dans un pareil milieu. — Ces produits d'infanticide ont une décomposition rapide, et cela paraîtrait en désaccord avec nos assertions précédentes. — Mais cette évolution hâtive est le fait des tissus de l'embryon ou du fœtus.

Signalons encore la putréfaction dans le fumier, dont la principale particularité est la rapidité due à l'élévation de la température qu'y engendre la fermentation des matières.

CHAPITRE V.

PRÉCAUTIONS A PRENDRE DANS L'EXAMEN MÉDICO-LÉGAL.

Dans une levée de corps, le devoir du médecin ne consiste pas seulement à relater les différents symptômes que nous avons passés en revue dans les précédents chapitres.

Pour remplir en son honneur et conscience la mission qu'il a acceptée, le médecin doit, en outre, décrire les lieux ou est placé le corps, noter l'âge, le sexe, toutes les indications pouvant établir l'identité; en un mot, donner au magistrat qui l'interroge les renseignements propres à révéler la perpétration d'un crime. La sagacité du médecin doit être grande et son attention toujours éveillée; il est évident qu'on ne saurait préciser à l'avance les circonstances éminemment variables qui accompagnent la mort que les médecins et magistrats sont appelés à constater. Cependant, il est certaines précautions qu'il convient de prendre pour l'examen des vêtements et instruments ayant pu servir au suicide ou au meurtre, et c'est l'importance des indications que cet examen peut fournir qui fera le sujet de ce cinquième et dernier chapitre.

L'examen des vêtements doit être fait avec le plus grand soin : en effet, la déchirure de certaines parties des vêtements au niveau des épaules, des poignets, de la ceinture du pantalon, peut donner sur les circonstances qui ont accompagné la mort, de précieuses indications.

Rappelons, en outre, que, dans certains cas, les poches des vêtements retournées portaient sur leur doublure des empreintes de doigts ensanglantés, indiquant qu'un vol avait suivi le meurtre. On doit également apporter une grande attention aux traces que des instruments, ou la main elle-même auraient pu laisser, soit sur les vêtements, soit sur la peau. C'est ainsi que dans un cas de viol suivi d'assassinat, les empreintes charbonneuses laissées par les doigts, sur les vêtements de la victime, ont mis sur la voie de la profession du meurtrier.

Dans les cas de plaies par instruments tranchants, il faut toujours comparer les coupures et déchirures faites aux vêtements avec les plaies elles-mêmes.

Il est des observations de blessures volontaires faites par l'individu sur lui-même, dans le but de simuler un suicide, ou un meurtre, et dans lesquelles l'absence de déchirures ou de coupure aux vêtements a fait reconnaître la supercherie.

C'est ainsi que sur le corps d'un nommé Ponsard, récemment inculpé de meurtre sur la personne de sa maîtresse, et qui prétendait avoir été, lui-même, victime de violences, ou constata qu'il existait dans la région du cœur deux plaies insignifiantes et que le plastron de sa chemise ne présentait aucune coupure ni déchirure.

Dans les plaies par armes à feu, si le coup a été tiré à bout portant, les vêtements sont roussis et peuvent même être brûlés.

Enfin, l'examen des vêtements par la nature, l'étendue, le siége de certaine taches, peut donner des renseignements précieux sur l'endroit où le crime a été commis et le transport du cadavre à une plus ou moins grande distance.

C'est ainsi que des débris de foin adhérents aux vêtements, sur un cadavre trouvé en pleine campagne, ont pu apprendre que le meurtre avait été commis dans un grange pleine de foin.

Signalons, en terminant l'étude des vêtements, les bons signes d'identité et les indications professionnelles que la justice peut en tirer lorsque le cadavre est resté inconnu.

Le désordre tout spécial de certaines parties du vêtement peut également mettre sur la voie des circonstances (viol ou sodomie) qui ont précédé le meurtre. En second lieu, le médecin doit rechercher les armes ou corps tels que pavés, etc., ayant pu servir au meurtre. A cet égard, il faut bien se rappeler que, d'une part, les meurtriers, pour faire croire à un suicide, ont laissé souvent des armes dans les mains de leur victime et que, d'autre part, dans les cas de suicide, il est quelquefois arrivé que l'arme n'a pas été immédiatement retrouvée. En 1874, un pensionnaire de Bicêtre fut trouvé mort sur un tas de foin, près du cimetière d'Ivry. Le cadavre était en partie découvert, les jambes seules étaient cachées. Une plaie existait au côté gauche du cou près de l'angle de la mâchoire, assez profonde, mais étroite, résultant de la pénétration d'un couteau pointu. Tout faisait penser à un suicide; cet homme, à Bicêtre, avait souvent manifesté l'intention de se donner la mort. Toutes les recherches faites, même à une certaine distance, ne firent rien découvrir. Ce n'est qu'en dépouillant le cadavre de ses vêtements, lorsqu'on le transporta à la Morgue, qu'un petit couteau de poche fut trouvé dans son gilet; l'arme était fermée, la lame couverte de sang.

L'individu, après s'être enfoncé le couteau dans le cou, l'avait instinctivement fermé et remis dans la poche où il le prenait habituellement. Ces faits, pour être curieux et intéressants, n'en sont pas moins exceptionnels.

Lorsque l'examen du cadavre se fait à la campagne, dans un champ, dans un bois, il faut rechercher si, au voisinage, l'herbe est foulée, le sol piétiné, s'il y a, à une plus ou moins grande distance, des taches ou des traînées de sang.

Il faut également recueillir et conserver, par les procédés appropriés, les empreintes de pas ayant existé non loin du cadavre.

Enfin, si le corps est trouvé dans une chambre, le médecin doit noter avec soin l'étage, les dimensions de cette chambre, si les meubles sont renversés, s'il y a des taches; à cet égard, nous ferons remarquer, suivant une très-judicieuse observation d'Ollivier d'Angers, que les taches de sang, existant sur des meubles en acajou ou des boiseries peintes, peuvent souvent, à la lumière du jour, passer inaperçues, tandis qu'en se servant d'une bougie, on peut plus facilement les apercevoir.

Dans certaines circonstances, on a retrouvé sur les papiers tapissant la chambre, des empreintes de doigts parfaitement reconnaissables à leurs stries toutes spéciales.

Il faut également tenir compte de tous les objets qui, par leur forme anguleuse ou tranchante, pouvaient donner lieu à des blessures accidentelles. Voici un exemple de la nécessité d'examiner attentivement les objets se trouvant dans une chambre : en avril 1872, un coiffeur de lá rue de Laval porta plainte comme ayant été blessé grièvement par un de ses apprentis. Il était en état d'ivresse et ne pouvait donner un détail exact des circonstances dans lesquelles le fait s'est passé. La rixe n'était pas douteuse et, de plus, une blessure existait dans la région du lombaire gauche, ayant l'apparence d'une plaie par instrument tranchant. Des débris de verre, dont un taché de sang, provenant d'une lampe à pétrole brisée, firent penser que la blessure était due à une cause toute accidentelle et, en sondant la plaie, on trouva des fragments de verre.

Il convient aussi d'examiner et faire mettre de côté les fioles, potions, vases, etc., les linges ou draps souillés par les excréments ou vomissements; les échantillons de rideaux, tentures, etc., dans les cas où on soupçonnerait un empoisonnement.

En présence d'une asphyxie par le gaz oxy-carbonique, il faut rechercher si les portes et fenêtres ont été calfeutrées, ainsi que les cheminées. Nous ferons à cette occasion une remarque des plus intéressantes : il est des cas de mort accidentelle par asphyxie carbonique dans lesquels, non-seulement on ne trouvait aucune trace d'un foyer ayant pu donner lieu à la production du gaz, mais encore dans lesquels la cheminée de la chambre renfermait du bois prêt à être allumé. Le médecin doit alors examiner attentivement si le gaz toxique ne viendrait pas au-dessus ou au-dessous de la chambre dans laquelle on a trouvé le cadavre. Dans certaines observations, les oiseaux suspendus en cage, à une hauteur assez élevée, ont pu survivre alors qu'à un niveau inférieur des individus avaient été asphyxiés dans la même chambre.

Enfin, certaines constatations qui pourraient sembler insignifiantes acquièrent par la suite un réel intérêt. C'est ainsi, qu'au moment de l'assassinat de Formag, à l'hôtel des Réservoirs à Versailles, au temps des affaires Benoit (1834), le rasoir qui avait servi à faire les blessures ne fut pas découvert, mais on trouva le papier plié qui l'avait contenu, et dont la forme et la dimension furent ainsi révélées.

En résumé, nous avons cru qu'il n'était pas sans intérêt de faire connaître les difficultés que peut présenter dans la pratique cette constatation, au premier abord si simple, de l'état extérieur du cadavre. Nous croyons avoir prouvé que cette opération demande de la part du médecin des connaissances approfondies, et beaucoup d'attention. Cette opération préliminaire peut avoir au moins autant d'importance que l'autopsie elle-même, et ne doit donc point être négligée.

www.ingramcontent.com/pod-product-compliance
Ingram Content Group UK Ltd.
Pitfield, Milton Keynes, MK11 3LW, UK
UKHW021030180726
13838UKWH00004B/1719